APRENDE A ACEPTAR A LOS DEMÁS

Las claves para deshacerte de los prejuicios

Por Mathilde Derasse

Traducido por Laura Bernal Martín

Salud y bienestar — en50MINUTOS.es

¿CÓMO ACEPTAR A LOS DEMÁS TAL Y COMO SON?

- **¿Problemática?** No siempre estamos dispuestos a escuchar y a comprender a nuestro interlocutor. Algunas de nuestras actitudes, costumbres y emociones minan nuestras relaciones sin que nos demos cuenta. Por lo tanto, resulta esencial trabajar sobre uno mismo para enriquecer nuestra relación con los demás.
- **¿Metas?** Volverse más receptivo a los actos y a las opiniones de los demás y aceptar las diferencias.
- **¿Preguntas frecuentes?**
  - ¿Podemos deshacernos de nuestros prejuicios?
  - ¿Por qué es tan difícil aceptar al otro con sus diferencias?
  - ¿Por qué criticamos?
  - ¿Cómo reaccionar ante actitudes y opiniones que no entiendo?
  - ¿Podemos cambiar a las personas?

    «Una parte importante de la sabiduría y del conocimiento consiste en no querer transformar a las personas en lo que no son, sino en aceptar lo que son, en comprender su experiencia de la vida» (Fung Chang 2003, 24, escritor chino nacido varios siglos a. C.).

Para algunos, actuar con condescendencia y aceptar a los demás sin criticarlos ni emitir juicios es natural, algo que a menudo admiran los que les rodean. Otros ven cómo su relación con el prójimo y su capacidad de aceptar unas diferencias que no comprenden está fuertemente influida por su entorno familiar o por los prejuicios que existen en la sociedad. Aunque esta última es en parte responsable de la manera en que abordamos al otro, a menudo la explicación se encuentra a más profundidad: en la percepción que tenemos de nuestra persona. ¿Cómo aceptar al otro si no nos aceptamos a nosotros mismos? ¿Cómo conversar y defender un punto de vista partiendo del respeto y la reciprocidad si nunca hemos sido capaces de reafirmarnos? Siendo conscientes de quienes somos realmente, de nuestras convicciones, de las cualidades y de los defectos que nos caracterizan, así como de los objetivos que nos animan a seguir adelante, nos daremos cuenta de que todos y cada uno de nosotros somos seres únicos, moldeados por nuestras experiencias.

Descubre en 50 minutos los motivos que te impiden aceptar al otro tal y como es, aprende a ampliar tus horizontes y pon en práctica los métodos y los trucos que te permitirán vivir y compartir en armonía.

¿DE DÓNDE VIENE ESTA INTRANSIGENCIA CON LOS DEMÁS?

UNA RELACIÓN CON EL OTRO CONDICIONADA

El otro y yo

Desde tiempos inmemoriales, el ser humano evoluciona en el seno de sociedades conformadas por otros individuos y se apoya en los lazos tejidos con su entorno para existir y garantizar la supervivencia de la especie. La interacción social a través del intercambio y de la comunicación es generalmente indispensable para crecer, puesto que la familia, los amigos, los compañeros de trabajo e incluso los desconocidos son una fuente de enriquecimiento cultural inagotable. Así, la tolerancia a las diferencias y la aceptación del otro resulta igualmente primordial para la prosperidad de todos.

Todos tenemos expectativas y exigencias más o menos elevadas dependiendo de la importancia y del lugar que ocupa la gente en nuestro círculo social. Les ponemos una etiqueta —personas cercanas, amigos, compañeros, conocidos, etc.— y esperamos que se comporten de acuerdo con su estatus. A veces, esperamos demasiado de los otros o nos invade un deseo de poder que nos lleva a querer dejar una huella en los demás para sentir que existimos y que somos importantes para ellos.

Cada persona es un mundo, por lo que podemos encontrarnos con alguien que entre en una profunda contradicción con algunos de nuestros valores. Pero el prisma a través del que observamos al otro y le juzgamos también puede verse influido por nuestro entorno, ya sea familiar o cultural.

Nuestros valores fundamentales: ¿un filtro contra la diferencia?

Juzgar es estimar el valor de alguien o algo. Juzgamos para seleccionar, clasificar y decidir. Nuestra escala de valores rige nuestras reacciones y nos permite actuar conforme a nuestras prioridades y distinguir el bien del mal, lo que se puede hacer y lo que no. Estos valores morales se establecen y se refuerzan en función de nuestra cultura, de nuestra religión, de nuestras costumbres y de las leyes con las que estamos acostumbrados a vivir, siendo estas últimas las abanderadas de nuestra autenticidad. De esta forma, nos parecerá inconcebible y maleducado comer con las manos de un plato común colocado en el centro de la mesa; sin embargo, en los países musulmanes se trata de una práctica completamente normal. La religión también puede convertirse en una fuente de intolerancia. El cristianismo condena el acto homosexual —pero no a las personas homosexuales como individuos—, por lo que es probable que a un cristiano devoto le cueste aceptar la homosexualidad de una persona cercana.

Amina es una joven de confesión musulmana. Cuando le preguntamos sobre su relación con los demás y con el resto de religiones, responde:

> «Todas las religiones tienen muchos puntos en común, pero el más importante de ellos es la fe en el ser humano. Al fin

y al cabo, es esta la que nos guía a todos y la que nos une en nuestras diferencias. Cuando me parece que el comportamiento de alguien está fuera de lugar, se lo explico con mis palabras. De él depende escuchar mi opinión y cambiar o no su comportamiento hoy mismo, o tal vez en el futuro».

Creemos ser dueños de la verdad, pero a veces olvidamos que esta verdad es nuestra y solamente nuestra. No podemos juzgar los hechos y los actos del prójimo si no interpretamos el mundo de la misma forma que él, ya que, al hacerlo, lo reducimos a nuestro campo de visión. Sin embargo, el hombre es mucho más que la forma en la que lo vemos.

La educación: ¿una predisposición a la intolerancia?

La mayoría de los padres quieren ofrecerle a sus hijos una educación impecable, a la altura del amor que les profesan y de las esperanzas que tienen puestas en ellos, corriendo en ocasiones el riesgo de agobiarlos. Sin lugar a dudas, la educación desempeña un papel en la manera en la que los niños —que son futuros adultos— perciben a los demás e interaccionan con el mundo.

Padres autoritarios que exigen la perfección de su progenitura, boletines de notas perfectos, una actitud irreprochable o una ambición evidente y profundamente arraigada generarán con gran probabilidad adultos intransigentes a los que les costará aceptar el fracaso y los puntos débiles de los demás. A pesar de que la exigencia y el perfeccionismo son dos cualidades que pueden resultar de gran utilidad en la vida profesional, estas pueden transformarse rápidamente en defectos cuando se convierten en fuentes de intolerancia y de estrechez de miras. Es primordial recordar que lo que nos conviene no tiene por qué ser aplicable a los demás. Cada persona es distinta, y hay que aceptar sus límites y permitirle equivocarse.

Por el contrario, si la educación parental se basa en el miedo a los demás y en la desconfianza, los niños percibirán la diferencia como una amenaza. Si estos últimos han sido criados entre algodones o si sus padres les han mandado callar constantemente al hacer preguntas incómodas («¿Por qué esas dos mujeres van de la mano y se besan?», «¿Qué le pasa al señor de la silla, no sabe caminar?», «¿Por qué esa señora se tapa el pelo con un pañuelo?»), su curiosidad innata se verá limitada y acabarán por perder el interés en los demás.

Por lo tanto, es indispensable educar a nuestro hijo de manera que se respete su interés por lo que no conoce, respondiendo con sinceridad y de forma adecuada a sus preguntas y animándole a interaccionar con todo tipo de personas. Ofrécele consejos, ponle límites y establece puntos de referencia. Dale buen ejemplo: no te encierres en tus ideas y ábrete al mundo exterior. No le desvalorices y no fijes objetivos inalcanzables que serán para él una fuente de complejos, de ansiedad y de inseguridad que minará su autoestima.

¿Influye la sociedad en nuestra percepción de los demás?

Le damos mucha importancia a los roles establecidos por la sociedad (padre/madre, marido/mujer, empleado/

empleador). En sociología, el rol responde a un conjunto de normas y de expectativas que rigen el comportamiento de un individuo. Por lo tanto, nuestra vida es un cúmulo de elecciones que tomamos basándonos en aquello que creemos que tenemos que hacer según uno u otro rol. Aunque regulan nuestra existencia, también pueden verse como limitaciones que nos impiden reaccionar a través de nuestras emociones o nos obligan a desempeñar un papel que va en contra de quien somos en realidad.

Puede establecerse un paralelismo entre esta visión limitante de la persona y las nociones de estereotipos y de prejuicios. Un estereotipo es una idea recibida, una opinión construida y compartida por un grupo que se utiliza para simplificar la complejidad de una persona, a la que a menudo se reduce a una única característica. Se adquieren a partir de la infancia a través de nuestra cultura, de los medios de comunicación, de la escuela o del entorno familiar. A lo largo del tiempo, se convierten en verdaderas creencias, incluso en verdades generales («los ingleses no saben cocinar», «los italianos son mujeriegos», «mujer al volante, peligro constante», etc.). Estos estereotipos son peligrosos, ya que deforman de golpe la percepción del otro y tienden a influir en la manera en que te comportas con la persona a la que tienes delante.

Mientras que un estereotipo es colectivo en la medida en que se aplica a un grupo de personas, el prejuicio es individual. Designa una opinión formada en ausencia de datos suficientes, basada en una primera impresión, y concierne a una persona en particular. Aunque tener prejuicios es algo inevitable, estos se transforman en ignorancia en cuanto no se cuestionan y se convierten en una fuente de discriminación.

- 8 -

Por lo tanto, para aceptar al otro en su diferencia es esencial liberarse en un primer momento de las impresiones y de los *a priori* erróneos que transmite la sociedad. En vez de dar por sentado todo lo que escuchamos en los medios de comunicación, en el colegio o en casa, aprende a conocer a tu interlocutor antes de juzgarle.

¿CÓMO SER MÁS TOLERANTE?

ACEPTARSE A UNO MISMO PARA ACEPTAR MEJOR AL OTRO

Para mantener relaciones agradables con las personas que nos rodean, primero hay que conocerse y aceptarse a uno mismo. Demasiado a menudo, nos cuesta hablar de nosotros mismos delante de un público, experimentamos dificultades a la hora de encontrar las palabras apropiadas para expresar nuestras emociones y no comprendemos algunas de nuestras reacciones. No hay nada más importante que llevar la vida que nos corresponde y tomar las decisiones adecuadas. Todos somos únicos, pero tienes que saber por qué lo eres y, sobre todo, aceptar tu singularidad.

La autoestima

Para el sociólogo francés Fougeyrollas y sus colegas, la autoestima sería «la capacidad de experimentar un sentimiento favorable hacia uno mismo, que nace de la buena opinión que tiene la persona de sí misma y del valor que se da»[1] (Fougeyrollas *et al.* 1998, 82). En otras palabras, cada individuo se otorga un cierto valor después de haber comparado lo que desearía ser con lo que realmente es. Cuanto más se acerque a su yo ideal, más fuerte será su autoestima. Sin embargo, es importante que seamos realistas en nuestras expectativas, ya que nadie es perfecto, e intentar alcanzar esta perfección en vano podría resultar nefasto para la

---

1. Cita traducida por 50Minutos.es

opinión que tienes de ti mismo. Esta se construye a menudo sobre tus vivencias y sobre las críticas que se hacen en tu contra y que, con el paso del tiempo, se han convertido en verdaderas creencias. Si tu profesor te repetía que eras «tonto» o que «nunca llegarías a nada en la vida» y tus padres confirmaron estas afirmaciones en varias ocasiones, es muy posible que tu autoestima haya sufrido y que, probablemente, te falte confianza en ti mismo.

Estas creencias son especialmente insidiosas ya que, si piensas eso de ti mismo, puedes extender tus *a priori* a los demás.

¿Cómo reforzar nuestra autoestima? Existen varias soluciones:

- rodéate de personas positivas que te valoren y que te apoyen en tus proyectos;
- tómate tiempo para ti mismo al final del día y analiza tu jornada. ¿Qué te ha gustado? ¿En qué momento te has sentido bien contigo mismo?
- sal de tu casa, respira aire fresco y camina. A veces podemos sentirnos en baja forma y con poca autoestima, pero no es más que una tristeza pasajera, un estado de duda que puede estar ligado al cansancio;
- aprende de los errores que cometiste en el pasado y evita repetir esos malos periodos de tu vida. Aprende a sacar lo mejor de las peores situaciones;
- acepta tus emociones y reconoce tus necesidades;
- comienza una terapia cognitiva, que te ayudará a determinar el origen de tus pensamientos negativos y a modificarlos para adaptarlos a la realidad.

La autoconfianza

La autoconfianza consiste en la evaluación que hacemos de nuestros propios recursos —es decir, de nuestro potencial y de nuestras competencias— para afrontar una situación determinada. Se construye o se destruye en función de nuestros éxitos y de nuestros fracasos. La psicoterapeuta francesa Isabelle Filliozat distingue cuatro etapas indispensables en el desarrollo de la autoconfianza:

- la seguridad interior, que corresponde con el sentimiento que experimentamos de estar o no en nuestro lugar en el mundo. Puede comprometerse si somos un hijo no deseado o al que le ha faltado cariño y atención durante la infancia;
- la afirmación de las necesidades, que coincide con nuestra capacidad para afirmar nuestros deseos, nuestras emociones o nuestras necesidades;
- la adquisición de las competencias, que representa la confianza que tenemos en nuestra inteligencia, en nuestros talentos y en nuestros conocimientos. Se trata de la confianza que se ve más a menudo comprometida por nuestro entorno;
- el reconocimiento por parte de los demás, que se corresponde con nuestra sensación de ser aceptados por los que nos rodean. Esta confianza relacional se establece ya en la más tierna edad a través de las interacciones familiares y escolares. Si el niño ha vivido situaciones traumáticas o ha sido rechazado por su entorno, es muy probable que cuando sea adulto sienta que no es interesante y que no vale nada (Nguédar s. f.)

Este desglose permite centrarse eventualmente en un punto de atención para paliar una falta de confianza. Si eres de naturaleza tímida y le tienes miedo a las interacciones sociales —y te preguntas qué vas a poder decir o hacer—, es probable que te falte confianza relacional, porque tienes miedo de que no te acepten tal y como eres. Trabajar la autoconfianza permite poder concentrarse en el otro y en lo que este dice en total sinceridad, sin sentir la necesidad de buscar sus defectos para valorarte y potenciarte. Entonces puede instaurarse un verdadero diálogo.

Aunque la autoconfianza es algo que se puede perder, la buena noticia es que también puede recobrarse. Como esta se caracteriza por la fe que tenemos en nuestras competencias y en nuestro potencial, para reconstruirla no solo habrá que ser consciente de nuestras capacidades, sino también trabajarlas o adquirir nuevas. Por ejemplo, puedes redactar una lista con todos los proyectos (pequeños o grandes) que has realizado y de los que te sientes orgulloso, y preguntarte cuáles han sido los puntos fuertes que te han permitido llevarlos a cabo con éxito. Asimismo, fíjate objetivos a corto y a largo plazo, y añade a tu palmarés nuevas competencias: tu confianza se verá reforzada.

La autoafirmación

La autoafirmación nace del intercambio y de la relación con el otro. Se define como el «conjunto de comportamientos asertivos de un individuo en situación social» (Juillet 2000). Dicho de otra forma, se trata de un comportamiento que te permite respetar tanto tus propios derechos y opiniones como los de tu interlocutor. Así, el intercambio es equilibrado y respetuoso. Los especialistas coinciden a la hora de clasificar en tres categorías diferenciadas estas distintas maneras de interaccionar:

- **los comportamientos pasivos**, en los que el individuo es sumiso y no se atreve a compartir sus opiniones;
- **los comportamientos asertivos**, caracterizados por un intercambio sano, equilibrado y respetuoso entre las distintas partes;
- **los comportamientos agresivos**, es decir, una interacción marcada por la hostilidad, la falta de respeto a la opinión del otro, etc.

No es obligatorio reafirmarse cada vez que conversamos, y de hecho no siempre es posible. No puedes tener seguridad constantemente y en cualquier situación. Así, un individuo pasa de un comportamiento a otro en función del contexto en el que se encuentra, de las personas con las que interacciona o del tema abordado. No le hablarás de la misma manera a tu madre que a tu jefe, por ejemplo. Sin embargo, es necesario encontrar un equilibrio en tus intercambios y mantenerte fiel a tus opiniones, respetando siempre las de tu interlocutor. ¿Parece que tu jefe tiene una opinión muy clara sobre un tema y no estás de acuerdo con ella? Expón tus argumentos e inicia el debate.

No evites el conflicto, porque forma parte de las relaciones sociales. No puedes estar siempre de acuerdo con los que te rodean, con sus valores y con sus opiniones. Procura sencillamente que el intercambio sea sano y aprende a dejarte llevar cuando el debate se vuelva estéril. Como bien dicen nuestros amigos anglófonos: *Let's agree to disagree* (literalmente, «Pongámonos de acuerdo en no estar de acuerdo» o, simplemente, «¡Vamos a dejarlo!»).

Como habrás comprendido, la autoafirmación es una suave mezcla entre la emisión de nuestra propia opinión y la escucha del otro.

Ser consciente de nuestras cualidades y de nuestros defectos

La riqueza está en nuestras diferencias. Todos somos seres humanos únicos con cualidades y defectos que condicionan nuestra forma de actuar y de comprender el mundo que nos rodea. Es indispensable poder reconocer estos rasgos de carácter, porque influyen en nuestra relación con los demás. Aunque, como muchos creen, es imposible cambiar su verdadera naturaleza—como dice el proverbio, «Aunque la mona se vista de seda, mona se queda»—, es completamente plausible mejorar o trabajar sobre ciertos defectos especialmente problemáticos.

<u>**Ejercicio**</u>

Anota cinco de tus mejores cualidades y cinco de tus mayores defectos y acompáñalos de ejemplos cortos relacionados con tu relación con los demás.

Ejercicio para reconocer tus cualidades y tus defectos

Cualidades	Defectos
Soy honesto ➡ Actúo en conformidad con lo que pienso; soy leal a mis seres cercanos y eso es algo importante para mí. Por consiguiente, siempre intento decirles la verdad porque, si no, no me sentiría bien.	Soy caprichoso ➡ Me gusta obtener con rapidez lo que quiero. A veces me sorprendo manipulando a los demás para lograr mis fines aunque tenga que ejercer chantaje emocional.
Soy flexible ➡ Puedo sentirme a gusto en muchas situaciones y, por tanto, me adapto muy bien a los cambios. Me gusta tener la sensación de que la gente se siente a gusto conmigo; por eso me gusta mucho conversar y escuchar a los demás.	Soy desordenado ➡ No siempre consigo que mis ideas estén claras y, por falta de tiempo, hago cosas de las que no me siento necesariamente orgulloso. En mis relaciones con los demás, a veces me cuesta no perder el hilo de una conversación.
...	...
...	...
...	...

Ser consciente de los rasgos principales de tu carácter te ayudará a analizar tus reacciones y a diferenciar los comportamientos legítimos de aquellos que pueden mejorarse. Por ejemplo, si eres impulsivo por naturaleza, intenta acordarte de la última vez que actuaste o hablaste sin reflexionar. ¿Estaba justificado? ¿Ese comportamiento tuvo repercusiones en tu interlocutor o provocó en él un sentimiento negativo? De ser así, puede que haya llegado el momento de cuestionarte a ti mismo y de aprender a gestionar este defecto que, a largo plazo, podría corromper tus relaciones sociales. Además, este ejercicio te permitirá reforzar tu confianza y tu autoestima, ya que arrojará luz sobre tus capacidades y sobre su aplicación en el día a día. ¿Eres perfeccionista y meticuloso? ¿Lo has demostrado en varios proyectos? Entonces confía en tu capacidad para ofrecer un trabajo de calidad y bien cuidado, algo que te será de gran utilidad en tu vida profesional. Idealmente, ¿te gustaría poder conciliar tu vida familiar y tu carrera? ¿Al anotar tus cualidades te has dado cuenta de que en realidad eres una persona ambiciosa y polivalente? Lo has conseguido: has reforzado tu autoestima, ya que tu ideal coincide con la realidad.

Redactar una lista con nuestras prioridades y nuestros objetivos vitales

Además de tus rasgos de personalidad, tus prioridades y tus objetivos en la vida también te definen como persona y pueden ayudarte a reforzar tanto tu autoestima como la confianza en ti mismo, además de enseñarte a reafirmarte en el respeto del otro. Al ser consciente de tus prioridades, determinarás qué es lo que cuenta para ti en la vida y definirás tus valores fundamentales. ¿Qué lugar ocupa tu familia en tu vida? ¿Y tus amigos? ¿Tu carrera profesional? Si tus prioridades coinciden con tu ideal y logras respetarlas, tu autoestima aumentará de forma exponencial. Por el contrario, si, por ejemplo, tu vida profesional te impide pasar tiempo con tus hijos y esto es una prioridad para ti, tu autoestima sufrirá, ya que tendrás el sentimiento de no corresponder a la idea de padre ideal que desearías ser.

Al definir tus objetivos vitales te ofreces a tu mismo un plan de acción concreto. Si además pones todo de tu parte para alcanzarlos (adquirir nuevas competencias, correr riesgos, cuestionar determinados aspectos, etc.) mejorarás tu autoconfianza y tu autoestima, ya que así te acercarás a tu yo ideal.

Pero, ¿coinciden tus objetivos vitales con tus prioridades? ¿Estarás capacitado para perseguirlos y al mismo tiempo mantenerte fiel a tus valores, o deberás abandonar algunos de tus sueños o de tus prioridades?

EJERCICIO: COMPARA TUS OBJETIVOS CON TUS PRIORIDADES

Anota por orden de importancia tus prioridades por un lado y tus objetivos por el otro. Colocarlos de forma paralela te ofrecerá una visión inmediata de su compatibilidad (o de la falta de esta).

**Ejercicio para evaluar tus objetivos vitales
y tus prioridades**

Lo que me gustaría hacer	Lo que tengo que hacer
Pasar un rato agradable con mi pareja	Terminar la corrección de un expediente para el trabajo
Saber qué tal le va a mi amiga Alice	Hacer la compra y preparar la comida
Visitar a mi madre	Ir a una reunión
...	...

CULTIVAR UNA MENTE ABIERTA

Tener una mente abierta significa ser capaz de ser tolerante y de comprender ideas y valores diferentes a los nuestros, pero también se caracteriza por una curiosidad hacia aquello que no conocemos. ¿Cómo aceptar al otro tal como es? Simplemente aprendiendo a conocerlo sin prejuicios y recordando que sus actos y sus palabras son el resultado de una realidad compleja, individual e indivisible de su pasado, de sus deseos, de sus valores y de su libertad de pensamiento.

Sal a descubrir la diversidad del mundo y demuestra un comportamiento más activo que pasivo. No digas simplemente: «respeto las culturas, las costumbres y las tradiciones distintas a las mías, aunque no las entiendo»; ve más allá, interésate por las diferencias humanas y piensa: «quiero informarme sobre los aspectos específicos de las otras culturas, me acerco a diversas comunidades para aprender a conocerlas y a apreciar sus diferencias». Ante lo desconocido, dale prioridad a la curiosidad, y no al miedo. Con todo, has de estar preparado para aceptar las opiniones de los demás y para ver cómo tus certezas se tambalean.

Evita emitir juicios prematuros y muéstrate comprensivo

Todos estamos condicionados por nuestras experiencias, nuestra educación, nuestro entorno y nuestros valores fundamentales y, sin embargo, a veces los desconocemos o no somos conscientes de ellos cuando hablamos con alguien, ya sea nuestro amigo o un desconocido. Aunque está demostrado que el cerebro humano solo necesita unos segundos para forjarse una primera opinión sobre su interlocutor, es imperativo no quedarse solamente con esta impresión. ¿Crees que una persona puede saberlo todo sobre ti con solo una mirada o tras cinco minutos de conversación? ¡Por supuesto que no! ¿Por qué castigarías al otro con un juicio precipitado y erróneo? No juzgues a los demás, entiende que su trayectoria vital es distinta a la tuya, y que su origen, su entorno familiar y su educación han condicionado su comportamiento, de la misma manera que tu vida y tus experiencias han tenido influencia en la persona que eres.

> «No le hagas a los demás lo que no te gustaría que te hicieran a ti» (Appiah 2007, 96).

Ve con perspectiva todo comportamiento que te parezca inadmisible o hiriente e intenta comprender qué lo motiva. Si tu interlocutor emplea un tono tajante cuando se dirige a ti, no reacciones impulsivamente. Puede que sea un mecanismo de defensa porque le ha afectado o se ha sentido atacado por lo que has dicho, pero también puede tratarse de un problema de comunicación: es posible que se haya expresado mal, que haya utilizado frases incompletas o mal formuladas o que, simplemente, haya empleado términos que no comprende. Ten siempre en cuenta el contexto en el que se desarrolla la conversación y las influencias culturales, educativas y familiares de tu interlocutor.

Muéstrate curioso e interesado

La complejidad del ser humano y su singularidad son de una absoluta riqueza. Por tanto, ¿por qué limitarnos a acercarnos a la gente con la única condición de que se parezcan a nosotros? Algunos son más intuitivos mientras que otros son más racionales; otros tienen una visión global o, al contrario, específica sobre la realidad del mundo, y unos se muestran reservados mientras que otros son sociables. Aprende a conocer a tu interlocutor, interésate por su vida, por su cultura si esta es distinta a la tuya, por sus opiniones políticas o religiosas, pregúntale por su infancia, por el último país que ha visitado y con qué se ha quedado del viaje, etc. Las interacciones sociales se fundan en las conversaciones, por lo que no se trata de hablar ininterrumpidamente sin dejar que la persona que tienes ante ti tenga la ocasión de contestar o de expresarse. Intenta que cada encuentro sea interesante tanto para ti como para los demás. Te darás cuenta de que, actuando de esta manera, serás más abierto de mente y conseguirás comprender el punto de vista o el comportamiento de los demás, ya que podrás situarte en su origen. Además, es muy probable que estas conversaciones te lleven a descubrir facetas de ti mismo cuya existencia ni siquiera sospechabas.

A menudo decimos que el otro es nuestro espejo y que refleja lo que somos. El que te acerques a alguien, independientemente de que se convierta en tu pareja o en tu amigo en el futuro, siempre se debe a que detectas en esa persona cualidades —o defectos— y valores que se hacen eco de los tuyos y despiertan tu interés. Por lo tanto, tómate tiempo para profundizar más en esta primera capa: te darás cuenta de que puede que el otro no sea tan distinto a ti.

Cambia de punto de vista

La mayoría de la gente le da demasiada importancia a los defectos, tanto a los propios como a los de los demás. Pero, ¿qué es un defecto? Se trata de una discrepancia entre tu ideal interior y una determinada realidad. Y decimos «determinada» porque existen defectos reales y defectos imaginarios, que no son más que el resultado de una distorsión entre lo que eres y lo que crees que debes ser para responder a las normas de la sociedad. Se trata, por ejemplo, de esos defectos físicos imaginarios que llevan a miles de mujeres a recurrir a la cirugía estética o que las encierran en un sentimiento de malestar por el mero hecho de no corresponder a los cánones de belleza actuales preconizados por las revistas. De la misma manera que eres consciente de que tus defectos no definen tu valor como ser humano, estos tampoco definen a los que te rodean.

¿Por qué no adoptar una actitud condescendiente con los demás fijándote en sus principales cualidades en vez de dándole demasiada importancia a los detalles y a las manías que pueden molestarte? Cambiar tu punto de vista sobre la vida y sobre los demás es cuestión de voluntad: lo único que hay que hacer es ajustar tu perspectiva.

No escatimes en cumplidos. Di en voz alta lo que te parece positivo de los demás, en lugar de guardártelo para ti. ¡Unas simples palabras pueden hacer muy feliz a alguien! Minimiza los pequeños defectos y acentúa las cualidades de los que te rodean. Así, en lugar de centrarte siempre en el lado desordenado de tu hermana, dale más importancia a su lado creativo. En el caso de las personas a las que no conoces, obsérvalas. Sus comportamientos o sus costumbres ya pueden darte pistas sobre su personalidad y sus valores. Por ejemplo, imagina que estás en el tren a mediodía. Una persona se sienta delante de ti y saca del bolso un bocadillo que ha preparado ella misma, antes de coger el periódico que está en el asiento de al lado y leerlo; una media hora más tarde, llama a un amigo. ¿Qué puedes sacar ya en claro de esta persona? Que es organizada, porque se ha tomado el tiempo de prepararse la comida del mediodía; que es curiosa, porque se interesa por el mundo que la rodea y por lo que ocurre en él; y que parece valorar la amistad.

Provoca el debate

No hay nada como un debate para ampliar nuestros horizontes y aprender a ser tolerante al aceptar las opiniones de nuestro interlocutor al tiempo que defendemos las nuestras. Un debate es una discusión en la que participan un mínimo de dos personas que tienen opiniones, ideas o posturas distintas (o no) sobre un tema concreto. Por tanto, la idea es intercambiar el punto de vista y, sobre todo, justificar nuestra posición y argumentar nuestras elecciones o nuestras convicciones, lo que además supone un excelente ejercicio de autoafirmación. Por supuesto, la postura inicial puede variar a lo largo del debate gracias a la interacción, al enriquecimiento mutuo y al aporte de nuevos datos.

No estar de acuerdo con alguien no significa enfrentarse a él. Tómate la discusión como una manera de abrirte a otros puntos de vista y de desarrollar tus propios conocimientos. Tampoco asocies el discurso a su interlocutor, ya que su opinión no refleja por completo a su persona. Y no olvides que la buena educación, la escucha activa, el respeto y la condescendencia son convenientes durante estas conversaciones, que a veces pueden llegar a ser acaloradas.

Algunas ideas para poner en práctica y abrirse al mundo

La apertura de mente se basa en detalles de la vida cotidiana. ¿Por qué no intentar salirse del camino marcado? ¡Amplia tus horizontes a lo largo de las próximas semanas!

- Toma un camino distinto para ir al trabajo.
- Practica una nueva actividad de la que no sepas nada.
- Emplea ingredientes que nunca antes hayas utilizado en tus platos.
- Interésate por otra cultura.
- Pasea por un barrio cosmopolita y habla con sus habitantes.
- Conversa con personas de confesiones religiosas distintas a la tuya.

SABER COMUNICAR CON EFICACIA

Las relaciones son encuentros con otras personas, intercambios de vivencias, de experiencias y de conocimientos. Simplifícalas lo máximo posible y haz que tus interacciones sean fáciles, fluidas y agradables gracias a una comunicación eficaz.

La comunicación verbal

No dudes en dar tu opinión durante una conversación. Recuerda que nuestras diferencias constituyen nuestra fuerza y que la confrontación de ideas enriquece nuestras relaciones. Puede que por el camino tengas que aguantar algunas críticas, ya que no todo el mundo opina igual, pero has de saber diferenciar entre la crítica, que debe ser fundada y cuyo objetivo tiene que ser lograr que progreses, y el reproche, que a menudo es injustificado y está mal formulado.

No siempre es sencillo lograr una buena comunicación. Son muchos los especialistas que se han interesado por el problema y que han intentado extraer los elementos que permiten llegar a comunicarse con serenidad y de forma inteligible y eficaz. Marshall Rosenberg y Thomas Gordon, ambos alumnos del psicólogo humanista Carl Rogers, establecieron por separado métodos de comunicación basados en los trabajos de su maestro y en los de Abraham Maslow.

- **La Comunicación No Violenta**. Para Marshall Rosenberg, «los juicios sobre nosotros mismos, al igual que todos los juicios, son la trágica expresión de necesidades no satisfechas» (Merlano Alcocer 2014). Ante una situación que nos afecta, propone que la observemos objetivamente, reconozcamos nuestros sentimientos, seamos conscientes de nuestras emociones y logremos hablar de ellas.
  - **La observación**. Esta primera fase consiste en expresar los hechos y en observar la situación de forma objetiva.
  - **Los sentimientos**. A continuación, conviene reconocer nuestros sentimientos y, sobre todo, estar capacitado para diferenciarlos de nuestros propios pensamientos y de la interpretación que hacemos de los comportamientos de los demás. Por ejemplo, «tengo la impresión de que lo hace a propósito» es una interpretación; mientras que «me molesta su comportamiento» es un

sentimiento.

- ◦ **Las necesidades**. Llega la hora de expresar nuestras necesidades fundamentales. Se trata de necesidades comunes a todos como el afecto, la independencia, el apoyo, etc.
- ◦ **Las peticiones**. Finalmente, es crucial ser capaz de exponer nuestras peticiones de forma clara y no agresiva.
- **El método Gordon**. También conocido como «resolución de los conflictos sin perdedor», parte del postulado de que, para transmitir un mensaje con respeto y sin animadversión, es imperativo escuchar activamente a nuestro interlocutor, sin interrumpirle, y expresarse utilizando la primera persona del singular, ya que nuestra opinión no es la misma que la del vecino. Por tanto, nos invita a reafirmarnos a través de la tolerancia al otro.

Aunque ambos métodos coinciden en lo esencial, el de Marshall Rosenberg tiene la ventaja de incluir las necesidades y su expresión, además de poder aplicarse a un espectro más amplio de la población, mientras que el de Thomas Gordon está especialmente dirigido a la relación paternofilial.

La comunicación no verbal

El lenguaje corporal es un verdadero reflejo de nuestros pensamientos y de la opinión que tenemos sobre nuestro interlocutor, aún más que la comunicación verbal. Tus gestos y la manera en que te comportas y ocupas tu espacio son tan importantes como las palabras que pronuncias. Entre las marcas de respeto al otro comúnmente admitidas se encuentran, por ejemplo, la importancia de la sonrisa, de la postura (mantenerse erguido, no cruzar los brazos, etc.), de los gestos (evitar gesticular o tocarse la cara y el pelo, asentir para expresar acuerdo, etc.), o de demostrar interés y atención (mantener la mirada, dejar silencios, inclinar la cabeza hacia la derecha, etc.). No obstante, estas señales de comunicación no son universales y pueden variar en función de las costumbres y de las tradiciones, del contexto o del interlocutor.

La escucha también es un componente esencial de la comunicación. Si no escuchas lo que dice la persona a la que tienes enfrente, ¿cómo vas a reaccionar apropiadamente y a mantener una conversación enriquecedora? Además, esta tendrá la sensación de que lo que dice no te interesa, por lo que corremos el riesgo de que se establezca un diálogo conflictual que podría reducir a cero cualquier posibilidad de conversación. Practicar una escucha activa y empática no solo te dará la oportunidad de aunar toda la información útil sobre tu interlocutor para poder responderle adecuadamente, sino también de mostrarle que te interesa.

Algunos consejos para una conversación constructiva y respetuosa

- Hay momentos para hablar, momentos para callarse y momentos para acercarse a los demás.
- Si se te ocurre dar tu opinión, tienes que estar seguro de que tu interlocutor está en condiciones de recibirla y de procesarla. Si no, adoptarás un discurso estéril que será una fuente de frustración.
- No te compares. Si sobrevaloras o desvalorizas a tu inter-

locutor, tu relación se desequilibrará.

- Atrévete a hacer preguntas. Demuestra que sientes curiosidad por el otro.
- El objetivo de una conversación es intercambiar opiniones. Si esto no ocurre con tu interlocutor, no dudes en comentárselo y, si es necesario, en parar la conversación.
- Crea puentes, no muros. Tienes que reconocer tu valor y el de la persona a la que tienes delante.
- Evita todo reproche injustificado y mal formulado.
- Si deseas emitir una crítica constructiva a tu interlocutor, hazlo con diplomacia y siempre con la idea de ayudarlo a mejorar o a tomar perspectiva. No digas «eres pesimista», sino más bien «eres pesimista cuando hablas de tu trabajo, ¿quizás te lo tomas demasiado en serio? Creo que tomar un poco de distancia te sentaría bien».

¿CÓMO MANTENER ESTE RESPETO HACIA EL OTRO?

- Tómate tu tiempo para conocerte realmente y para aceptarte como eres, sin concesiones.
- Procura que el papel con el que cargas no aplaste tus sentimientos o tu personalidad.
- Demuestra que sabes soltar amarras y muéstrate menos exigente.
- Aprende a relativizar y a abrazar lo desconocido.
- Amplía tus horizontes y cultiva una mente abierta.
- Dale más importancia a las cualidades que a los defectos de los que te rodean.
- Atrévete a dirigirte a los demás y aprende a conocerlos.
- Evita juzgar precipitadamente cuando conoces a alguien.
- Muéstrate curioso e interesado. Haz preguntas y, sobre todo, escucha las respuestas.
- Acepta que los demás son diferentes y que no tenéis la misma escala de valores.
- Deja a un lado los reproches y reemplázalos por críticas constructivas.

PREGUNTAS FRECUENTES

¿PODEMOS DESHACERNOS DE NUESTROS PREJUICIOS?

Construimos prejuicios sobre todo el mundo —negativos o positivos— y en base a lo que sentimos —que está influido por nuestra cultura, por nuestros códigos sociales y por el ambiente en el que evolucionamos—. Tener prejuicios es inevitable, pero no por ello eres prisionero de los mismos. Deconstrúyelos aprendiendo a conocer a tu interlocutor y no quedándote con la primera impresión. Eventualmente, puedes realizar un repaso mental rápido separando los elementos factuales (aquellos de los que estás seguro) de tus propias representaciones del otro. Esto podrá ayudarte a darte cuenta de que tu percepción del otro a menudo está muy alejada de la realidad.

¿POR QUÉ ES TAN DIFÍCIL ACEPTAR AL OTRO CON SUS DIFERENCIAS?

Simplemente, porque nuestros comportamientos han sido condicionados desde nuestra más tierna infancia por nuestro entorno familiar, escolar, cultural y social. Sin embargo, lo que olvidamos es que la visión del mundo de la persona a la que nos dirigimos también ha sido modelada por su propio contexto sociocultural. Además, a lo largo del tiempo también hemos desarrollado y perfeccionado todo un sistema de valores y de convicciones fundamentales que no nos gusta que se cuestionen o que se pongan en duda.

Cuando una persona entra en contradicción con todo aquello en lo que creemos o con lo que somos intrínsecamente, nos sentimos de alguna manera agredidos y respondemos a la defensiva.

Finalmente, la diferencia representa lo desconocido, y lo desconocido nos da miedo. De repente, salimos de nuestra zona de confort y nos cuesta adaptarnos. Aunque es un comportamiento humano, hay que aprender a ir más allá de esta aprensión y dar el gran salto.

¿POR QUÉ CRITICAMOS?

Podemos criticar una actitud, una decisión, un comportamiento. «El infierno son los demás», decía Jean-Paul Sartre (escritor francés, 1905-1980), porque «los otros son, en el fondo, aquello que hay más importante en nosotros mismos, para nuestra propia conciencia de nosotros mismos» (Savignano 2014). Criticamos en los demás lo que no queremos ver o lo que intentamos cambiar en nosotros mismos. Esto se conoce como el efecto espejo y se resume en el refrán que afirma que «vemos la paja en el ojo ajeno, y no vemos la viga en el nuestro». Es más fácil criticar un rasgo de carácter o una opinión que va en contra de lo que se supone que piensas que admitir que la compartes.

¿CÓMO REACCIONAR ANTE ACTITUDES Y OPINIONES QUE NO ENTENDEMOS?

Para empezar, plantéate la siguiente pregunta: ¿por qué no las comprendo? ¿se debe a una diferencia cultural, educativa o religiosa? Si este es el caso, no dudes en hacerle preguntas a tu interlocutor sobre los motivos que le llevan a pensar o a reaccionar de esa forma; favorece el intercambio y escucha sin juzgar. Solo después puedes exponer tu opinión y explicarle por qué su comportamiento o su opinión te choca o te deja perplejo.

¿PODEMOS CAMBIAR A LAS PERSONAS?

La pregunta debería ser: «¿tenemos derecho a pedirle a alguien que cambie solo porque no se ajusta a lo que nosotros queremos que sea?». No deberíamos tener ganas de cambiar al otro, sino de evolucionar con él y aceptar que todos somos distintos. Conviene hacerse preguntas sobre uno mismo y saber por qué queremos que esa persona cambie. ¿Los defectos del otro son realmente tales o me recuerdan a mis propios miedos y dudas? ¿Lo que hago es digno de alabanza o estoy exigiendo que cambie para mi propio beneficio?

No obstante, si el comportamiento o un defecto en particular de una persona de tu entorno te molesta profundamente y te hace sentir incómodo, puedes hablar sobre ello sin problemas con la persona en cuestión y explicarle los motivos de tu incomodidad.

Aunque nosotros no podemos cambiar a la gente, la gente puede cambiar por sí misma.

¡Tu opinión nos interesa!
¡Deja un comentario en la página web de tu librería en línea,
y comparte tus favoritos en las redes sociales!

PARA IR MÁS ALLÁ

FUENTES BIBLIOGRÁFICAS

- Affirmation de soi, "Estime de soi, confiance en soi, affirmation de soi: quelle est la différence?", 2011. Consultado el 8 de junio de 2017. http://www.affirmation-de-soi.info/estime-de-soi-confiance-en-soi-affirmation-de-soi-quelle-est-la-difference.php
- André, Christophe. 2014. *Y no te olvides de ser feliz: Abecedario de psicología positiva*. Barcelona: Kairos. Consultado el 9 de junio de 2017. https://books.google.be/books?id=WmhVBQAAQBAJ&pg=PA382&dq=alain+el+pesimismo+es+humor+optimismo&hl=fr&sa=X&ved=0ahUKEwjZmOPJ2q3UAhVEaVAKHWKxBC8Q6AEILTAB#v=snippet&q=pesimismo%20es&f=false
- Appiah, Kwame Anthony. 2007. *Cosmopolitismo. La ética en un mundo de extraños*. Traducido por Lilia Mosconi. Buenos Aires: Katz Editores.
- Chang, Fun. 2003. *Todo cuanto necesitas está en ti. Un cuento chino*. Traducido por David García Valverde. Málaga: Editorial Sirio, S. A.
- Eliat-Serck, Isabelle y Bruno Eliat-Serck. 2011. *Oser la relation. Exister sans écraser*. Lyon: Chronique Sociale.
- Fanget, Frédéric y Bernard Rouchouse. 2007. *L'affirmation de soi: une méthode de thérapie*. París: Odile Jacob.
- Faro de Vigo. s. f. "Otro yo mismo". *Faro de Vigo*. Consultado el 9 de junio de 2017. http://ocio.farodevigo.

es/agenda/pontevedra/teatro/vigo/eve-775893-otro-yo-mismo.html

- Fougeyrollas, Patrick, René Cloutier, Hélène Bergeron, Jacques Côté y Ginette St-Michel. 1998. *Classification québécoise: processus de production du handicap.* Québec: Réseau international sur le processus de production du handicap.
- Gelly, Violaine. 2016. "Peut-on changer l'autre?". *Psychologies.* Septiembre. Consultado el 8 de junio de 2017. http://www.psychologies.com/ Couple/Vie-de-couple/Amour/Articles-et-Dossiers/ Avoir-le-bon-partenaire/Peut-on-changer-l-autre
- Juillet, Pierre. 2000. *Dictionnaire de psychiatrie.* París: CILF.
- Messinger, Joseph y Caroline Messinger. 2011. *Les gestes de la confiance.* París: First-Gründ.
- Milletre, Béatrice. 2008. *Bien avec soi-même, bien avec les autres.* París: Payot.
- Naïm, Moshe, dir. 1964. "L'Enfer, c'est les autres". Prefacio a *Huis clos*, de Jean-Paul Sartre. Vincennes: Frémeaux & Associés. Edición CD.
- Nguédar, Mélik. s. f. "La confiance en soi peut se reconquérir". *Clés.* Consultado el 21 de diciembre de 2015. http://www.cles.com/debats-entretiens/article/ la-confiance-en-soi-peut-se-reconquerir
- Odoul, Michel. 2002. *Dis-moi où tu as mal, je te dirai pourquoi.* París: Albin Michel.
- Pascual, Sylvaine. s. f. "3 clés pour renforcer la confiance en soi". *Ithaque coaching.* Consultado el 8 de junio de 2017. http://www.ithaquecoaching.com/articles/3-cles-pour-augmenter-la-confiance-en-soi-173.html

- Savignano, Alan Patricio. 2014. *'El infierno son los otros': las relaciones intersubjetivas según J.-P. Sartre*. París: Casa Argentina de París.

FUENTES COMPLEMENTARIAS

- Calatayud, Chantal. 2004. *Accepter l'autre tel qu'il est*. Chêne-Bourg: Jouvence.
- Chomé, Étienne. 2010. *La méthode CRITERE pour mieux gérer nos conflits*. Lovaina la Nueva: Presses universitaires de Louvain.
- Losier, Alain. 2007. *Changer pour le bonheur!* París: InterÉditions.
- Rosenberg, Marshall. 2003. *La communication non violente au quotidien*. Chêne-Bourg: Jouvence.

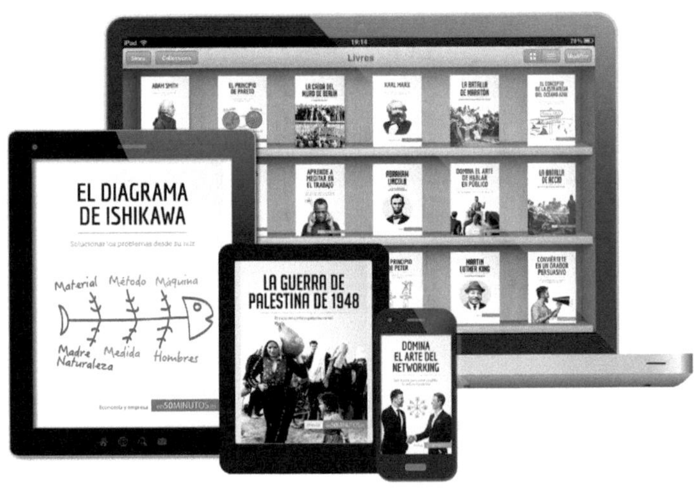